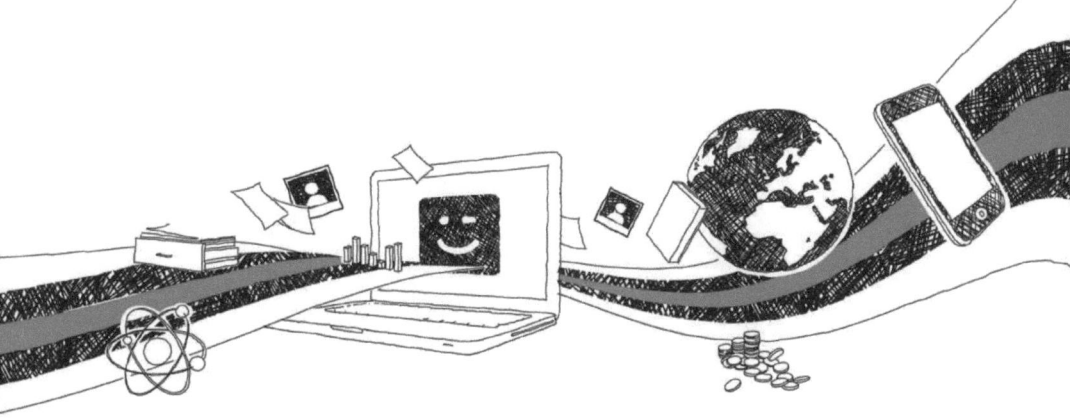
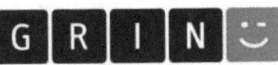

Rehabilitationssportkonzepte für Erwachsene bei einem Bandscheibenvorfall

Carsten Krause

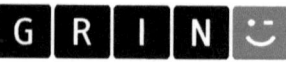

Bibliografische Information der Deutschen Nationalbibliothek:

Die Deutsche Nationalbibliothek verzeichnet diese Publikation in der Deutschen Nationalbibliografie; detaillierte bibliografische Daten sind im Internet über http://dnb.d-nb.de abrufbar.

ISBN: 9783389055595
Dieses Buch ist auch als E-Book erhältlich.

© GRIN Publishing GmbH
Trappentreustraße 1
80339 München

Druck und Bindung: Books on Demand GmbH, Norderstedt Germany
Gedruckt auf säurefreiem Papier aus verantwortungsvollen Quellen

Das Buch bei GRIN: https://www.grin.com/document/1495628

Deutsche Hochschule für
Prävention und Gesundheitsmanagement
Hermann-Neuberger-Straße 3
66123 Saarbrücken

Bachelor-Thesis

zur Erlangung des Grades

Bachelor of Arts

Titel der Abschlussarbeit:

Rehabilitationssportkonzepte für Erwachsene bei einem Bandscheibenvorfall

Studiengang: Fitnessökonomie

eingereicht von

Name, Vorname: Krause, Carsten

Ort und Tag der Einreichung: Saarbrücken, 23.04.2024

Inhaltsverzeichnis

1 Einleitung und Problemstellung

Der Bandscheibenvorfall ist im deutschen Gesundheitssystem eines der bedeutendsten Probleme, das erhebliche Auswirkungen auf das individuelle Wohlbefinden, die Arbeitsfähigkeit und die Kosten im Gesundheitssystem mit sich bringt. Ungefähr 55-75 % der Erwachsenen in Deutschland leiden an Rückenschmerzen (Fahland, Kohlmann & Schmidt, 2016). Im Jahr 2017 wurden rund 266.000 Bandscheibenvorfälle laut der Daten des Robert-Koch-Instituts diagnostiziert. Mit zunehmendem Alter nimmt die Häufigkeit des Krankheitsbildes zu. Am stärksten sind Personen im Alter von 31 bis 50 Jahren betroffen (Diemer & Sutor, 2018). In Deutschland fallen jährlich rund 20 Milliarden Euro Krankheitskosten an, einhergehend ist jeder zweite Hausarztbesuch aufgrund von Rückenbeschwerden zurückzuführen (Mayer & Heider, 2016). Ein Mittel zur Behandlung eines Bandscheibenvorfalls wird je nach Schwere im ersten Schritt mit einer konservativen Behandlung wie der manuellen Therapie oder der Physiotherapie behandelt. Bei einem schweren Verlauf des Bandscheibenvorfalls muss eine operative Behandlung bei dem Patienten durchgeführt werden. Im Jahr 2015 wurden ca. 140.000 Exzisionen von erkranktem Bandscheibengewebe durchgeführt (Statistisches Bundesamt, 2015). Ein Bandscheibenvorfall tritt aufgrund einer Degeneration einer Bandscheibe auf, die durch schwere körperliche Arbeit, Bewegungsmangel oder Lebensstil bedingte Risikofaktoren begünstigt werden (Urban, JPG, Roberts, 1995). Nach §64 SGB IX Rehabilitationssport, können Menschen mit Behinderung oder mit orthopädischen Einschränkungen die ergänzende medizinische Rehabilitation in Anspruch nehmen. Ziel des Rehabilitationssports ist es die Ausdauer, Kraft, Koordination und Beweglichkeit des Patienten zu verbessern. Sofern ein Anbieter die Rahmenvereinbarungen der Bundesarbeitsgemeinschaft für Rehabilitation erfüllt, kann Rehabilitationssport in einer Gruppe angeboten werden. Die Kosten werden von der Krankenkasse für die Teilnehmenden vollständig übernommen. Das Balance Westliche Höhe möchte mit der Aufnahme des Rehabilitationssport zusätzliche eine weitere Zielgruppe erreichen und damit das Leistungsspektrum erweitern.

2 Zielsetzung

Das Ziel dieser Arbeit ist es, unter Berücksichtigung der Anforderungskriterien des §64 SGB IX ein Rehabilitationssportkonzept für Erwachsene mit einem Bandscheibenvorfall zu entwickeln. Anhand aktueller wissenschaftlicher Literatur soll ein Rehabilitationssportkonzept erstellt werden, welches den Rahmenbedingungen entspricht, um eine Empfehlung zur therapeutischen Behandlung geben zu können. Das Ziel des Konzepts ist es, Erwachsenen mit einem Bandscheibenvorfall dahingehend zu helfen, ihre Schmerzen zu lindern und eine vollständige Bewegungsfreiheit wiederherzustellen. Des Weiteren soll die Zielgruppe wieder in das soziale Leben und in den Berufsalltag eingegliedert werden. Durch das Rehabilitationssportkonzept soll den Teilnehmern der Umgang mit Rückenbeschwerden vermittelt werden und eine voll umfängliche Wiedererlangung der körperlichen Leistungsfähigkeit hergestellt werden.

Im Rahmen der Bachelorthesis sollen folgende Fragen zur Erreichung der Ziele für die Teilnehmer nähergebracht werden:

- Welche sportliche Aktivität muss ausgeübt werden, um eine voll umfängliche körperliche Leistungsfähigkeit bei einem Bandscheibenvorfall zu erzielen?
- Wie sollte der Alltag bzw. der Lebensstil geändert werden, um langfristig ein erhöhtes Gesundheitsbewusstsein bei Teilnehmern mit einem Bandscheibenvorfall zu schaffen?

3 Gegenwärtiger Kenntnisstand

In diesem Kapitel wird das Krankheitsbild des Bandscheibenvorfalls vertiefend erläutert. Darüber hinaus werden die gesetzlichen Vorgaben und Rahmenbedingungen beleuchtet, die bei der Entwicklung eines Rehabilitationssportkonzepts zu berücksichtigen sind.

3.1 Rückenschmerzen und der lumbale Bandscheibenvorfall

Eines der häufigsten Probleme sind die unspezifischen Rückenschmerzen und der spezifische diagnostizierte Bandscheibenvorfall, die die Lebensqualität erheblich beeinträchtigen können. Die Ursache kann sehr vielseitig sein von Muskelverspannungen, Wirbelsäulenfehlstellungen, Übergewicht bis hin zum Bandscheibenvorfall. Besonders Faktoren wie Bewegungsmangel, schlechte Körperhaltung, Übergewicht und genetische Veranlagung können das Risiko für Rückenschmerzen und einen Bandscheibenvorfall erhöhen (Luomo et al., 2000; Shiri et al., 2010). Anhand der Diagnosetechnik des MRT oder CT kann ein Bandscheibenvorfall diagnostiziert werden. Je nach Schweregrad des Bandscheibenvorfalls wird das Krankheitsbild entweder konservativ behandelt, durch Maßnahmen wie Physiotherapie, ein Rehabilitationssportkonzept oder bei einem schweren Verlauf durch eine Operation.

3.1.1 Beschreibung und Ätiologie des Bandscheibenvorfalls

Alle Rückenbeschwerden, die direkt oder indirekt der Bandscheibe lokal zugeordnet werden können, werden als diskogen oder bandscheibenbedingt bezeichnet (Krämer, 2006). Es kann sich ein tiefer, diffuser Schmerz quer über den unteren Rücken ausbreiten, mit Ausstrahlungen dorsal in das Bein, selten auch bis hin zur Kniekehle (Hsu et al., 2019).

Ein Bandscheibenvorfall der auch Bandscheibenprolaps oder Derangement genannt wird, geht mit einer Konturveränderung der Diskusoberfläche einher (Diemer und Sutor, 2018).

Bei einem lumbalen Bandscheibenvorfall handelt es sich um eine pathologische Degeneration der Bandscheibe im Lendenwirbel. Hierbei tritt der innere Nucleus pulposus durch einen Defekt im Äußeren Anulus fibrosus aus. Die Folge des Austritts können radikuläre Schmerzen, sensorische Veränderungen sowie motorische Defizite in den Beinen verursachen. Begleitet von strukturellen Veränderungen wie einem Faserriss, Fissuren oder Herniation des Nucleus pulposus, ist die Degeneration der Bandscheibe die häufigste Ursache für einen lumbalen Bandscheibenvorfall (Fardon et al., 2003). Durch eine Kompression der Bandscheibe mit einer Rotation des Oberkörpers kann sich der Druck des Nucleus pulposus in Richtung des Anulus verlagern. Durch diese Bewegung kann im Alltag eine Rissbildung durch Anheben eines erschwerten Gegenstandes entstehen (Mayer & Heider, 2016). Die Schweregrade eines Bandscheibenvorfalls sind in folgende Untergliederungen unterteilt:

Eine Bandscheibenprotrusion bezeichnet eine Vorwölbung des Nucleus pulposus durch einen De-fekt im Anulus fibrosus, welche Kompressionen der Nervenwurzeln auslösen kann. Eine Abnor-malität der Bandscheibe wird auch Diskushernie bezeichnet. Hierbei steht der Nucleus pulposus durch eine Ruptur im Anulus fibrosus hervor. Bei einem sequestrierenden Bandscheibenvorfall verlagert sich austretendes Bandscheibengewebe nach dorsal oder lateral und hat somit keinen Kontakt mehr zu der Bandscheibe. Das Bandscheibengewebe bewegt sich in den Spinalkanal vor und es werden Spinalnerven abgedrückt (Eckhardt, 2011).

3.1.2   Symptomatik des Bandscheibenvorfalls

Bei einem Bandscheibenvorfall kann es zu einer Vielzahl von Symptomen kommen. Mögliche Symptome reichen von lokalen Rückenschmerzen, mit oder ohne eine Ausstrahlung der Schmerzen in die unteren Extremitäten, bis hin zu neurologischen Ausfällen. Eine der häufigsten Beschwerden sind radikuläre Symptome, die entlang des betroffenen Nervs der Wirbelsäule ausstrahlen, mit Be-gleiterscheinungen wie Taubheitsgefühlen, Muskelschwäche und Reflexverlust. Dies ist meist die Folge von Kompressionen der spinalen Nervenwurzeln. Wie in der folgenden Tabelle 1 aufgezeigt, hängt die Lokalisation der Symptome mit der betroffenen Nervenwurzel zusammen. Es Richtet sich danach welche Bandscheibe z. B. in der Lendenwirbelsäule betroffen ist (Deyo, RA, Wein-stein JN., 2001).

Tabelle 1: Leitfaden Physiotherapie, Synopsis der lumbalen Wurzelsyndrome, 1996

Wurzel	Dermatom	Kennmuskel
L3	Schmerz, Sensibilitätsstörung quer über Oberschenkelvorderseite zum Condylus med. ziehend	Parese des M. quadriceps und der Hüftadduktoren
L4	Oberschenkelaußenseite über Patella und Innenseite des Unterschenkels	Parese des M. quadriceps und M. tibialisan-terior
L5	Knieaußenseite, ventrolateraler Unter-schenkel, Fußrücken, Großzehe	Parese des M. extensor hallucis longus, M ext. digitorum brevis
S1	Laterodorsaler Ober- und Unterschen-kel, Ferse, Kleinzehe	Parese des M. triceps surae, M. peronaeus, M. glutaeus maximus

Die Bandscheiben der Lendenwirbel des Segments L5/S1 sind mit am häufigsten betroffen (Heisel, 2011). In der folgenden Tabelle wird prozentual aufgezeigt, welche Nervenwurzel bei einem Bandscheibenvorfall am häufigsten betroffen ist.

Tabelle 2: Häufigkeitsverteilung Wurzelkompressionssyndrom (Heisel, 2011)

Betroffene Nervenwurzel	Häufigkeit in %
L2	0,50
L3	0,50
L4	1,00
L5	43,80
S1	54,20

3.1.3 Operationsindikatoren

Bei den Operationsindikatoren bei einem Bandscheibenvorfall müssen viele Faktoren beachtet werden. Im Vorfeld wird die Schwere des Bandscheibenvorfalls anhand von z. B. MRT-Untersuchungen festgestellt, es wird unterschieden wie gut im Vorfeld konservative Behandlungen auf die Erkrankung ansprechen oder ob neurologische Defizite diagnostiziert wurden. Wenn bei dem Patienten schwere neurologische Defizite wie erhebliche Muskelschwäche, Sensibilitätsstörungen, Lähmungserscheinungen oder Blasenstörungen auftreten, kann eine Operation notwendig sein, um die Nervenstruktur von dem Druck zu entlasten und eine dauerhafte Schädigung zu verhindern. Sollte bei dem Patienten trotz einer geeigneten konservativen Behandlung in Form von Physiotherapie, Schmerzmedikation und einem empfohlenen Rehasportprogramm keine Besserung der Beschwerden eintreten, kann auch hier eine Operation empfohlen werden. Sollten die Schmerzen über einen längeren Zeitraum von mehr als drei Monaten anhalten spricht man von Persistierenden Schmerzen. Liegen diese bei einem Patienten vor und schränken ihn in seiner Lebensqualität ein, kann eine Operation in Betracht gezogen werden. Zusätzlich kann bei Patienten eine Operation in Betracht gezogen werden, wenn diese im Vorwege schon einen nicht operierten Bandscheibenvorfall hatten. Somit sollen langfristige Schäden und chronische Schmerzen verhindert werden.

3.1.4   Anatomie der Wirbelsäule

Die Wirbelsäule bildet mit 33-34 Wirbeln das Achsenskelett des menschlichen Körpers. Es ist essenziell für den aufrechten Gang und besteht aus Wirbelkörpern, Bandscheiben, Bändern, Facettengelenken und Gelenkkapseln. Die Wirbelsäule ist in einer doppelten S-Form aufgebaut und unterteilt sich in fünf Abschnitte: die Halswirbelsäule (7 Wirbel), der Brustwirbelsäule (12 Wirbel), der Lendenwirbelsäule (5 Wirbel) und 5 miteinander verschmolzene Kreuzbeinwirbel, sowie 4-5 rudimentäre Steißbeinwirbel. Die Wirbel setzen sich zusammen aus folgenden Bestandteilen: Wirbelkörper, Wirbelbogen, Dornfortsatz, zwei Querfortsätzen und vier Gelenkfortsätzen (White AA, 1990). Die Bandscheiben bestehen aus einem gelartigen Kern, der auch Nucleus pulposus genannt wird, dieser wird von dem äußeren Ring Anulus fibrosus umschlossen (Bogduk, 2005). Die Bandscheiben haben die Aufgabe als sogenannte Stoßdämpfer zu dienen, indem sie zu einen die Wirbelsäule stabilisieren und gleichzeitig die Beweglichkeit herstellen. Die Beweglichkeit wird durch die Regulierung der Belastungen und der Verteilung des Drucks auf die Wirbel ermöglicht (Adams & Roughley, 2006). Die einzelnen Wirbel werden durch Ligament miteinander verbunden und sorgen so für eine Stabilität in der Wirbelsäule.

3.2   Datenlage

Anhand der Datenlage soll verdeutlicht werden welchen Stellenwert das Krankheitsbild des Bandscheibenvorfalls für das deutsche Gesundheitssystem und für die Gesellschaft mit sich trägt.

3.2.1   Epidemiologie

Der Bandscheibenvorfall zählt zu den am häufigsten behandelten Beschwerden in deutschen Arztpraxen. Jeder fünfte Deutsche leidet unter Rückenbeschwerden und somit hat das Krankheitsbild des Bandscheibenvorfalls eine hohe Bedeutsamkeit im deutschen Gesundheitssystem. Dies führt immer häufiger zu verfrühtem Ausscheiden aus dem Berufsleben und einer Beeinträchtigung des Alltags durch eine hohe Schmerzbelastung. Die jährlichen Behandlungskosten für eine konservative und operative Behandlung belaufen sich auf mehrere Milliarden Euro in Deutschland. Der Bandscheibenvorfall tritt in den meisten Fällen bei den Patienten im Alter von 30-50 Jahren auf, wobei die Lebenszeitprävalenz bei Personen im Alter von 45-55 Jahren nur etwa 20 % betragen. Mit ca. 60 % aller Rückenbeschwerden, ist der lumbale Bandscheibenvorfall mit am häufigsten das genannte Krankheitsbild. Die zervikalen Bandscheibenvorfälle sind mit 35 % seltener vertreten und mit nur 2 % aller Fälle der thorakale Bandscheibenvorfall. Männer sind im Verhältnis 2:1 häufiger als Frauen an einem Bandscheibenvorfall erkrankt. Mit 90 % aller lumbalen Bandscheibenvorfälle ist das Segment L4/L5 und L5/S1 betroffen (Valentin, 2016).

3.2.2   Anzahl der Bandscheibenoperationen in Deutschland

Der operative Eingriff einer Bandscheibenoperation zählt zu den am häufigsten durchgeführten Operationen in der Neurochirurgie (Scheufler, 2011). Anhand einer Auflistung der Gesundheitsberichterstattung des Bundes GBE-Bund wurden zwischen den Jahren 2011 und 2018 im Schnitt pro Jahr 160.000 Operationen an der Bandscheibe in Deutschland durchgeführt. Mit den Jahren hat der Schnitt von 2011 mit 174.000 Operation zum Jahr 2018 mit 150.000 Operationen etwas abgenommen. Aktuelle Zahlen der letzten Jahre liegen nicht vor (GBE, 2018).

3.2.3   Operationsergebnisse

Bei einer Bandscheibenoperation ist es das Ziel bei Patienten, die nicht durch eine konservative Behandlung geheilt werden können, den Druck auf die Nervenwurzeln zu verringern und dadurch die Schmerzen zu lindern und zu beseitigen. Je nach Schweregrad muss man bei den Ergebnissen einer Bandscheibenoperation unterscheiden. Bei einem chirurgischen Eingriff wurden in einer Studie von Weinstein et. al (2006) ein Vergleich zwischen einer konservativen Behandlung und einer Bandscheibenoperation durchgeführt. Bei einer operativen Behandlung wurde festgestellt, dass eine schnellere Schmerzlinderung und verbesserte körperliche Funktion hergestellt wird als bei einer konservativen Behandlung. Langfristig kann eine konservative Behandlung in Form von Physiotherapie den gleichen gewünschten Effekt haben. Es muss genau untersucht werden, ob eine operative Behandlung unbedingt nötig ist. Das Ziel bei einer konservativen und operativen Behandlung ist es, dass Rückfälle von erneuten Bandscheibenvorfällen vermieden werden sollen (Halder, 2020).

3.3 Ursachen und Risikofaktoren

3.3.1 Bandscheibendegeneration

Eine Bandscheibendegeneration wird auch als eine strukturelle Veränderung der Bandscheiben bezeichnet. Dieser pathologische Prozess löst bei den Patienten Schmerzen aus und führt zu einer eingeschränkten Beweglichkeit in der Wirbelsäule bis hin zu neurologischen Beschwerden. Ein Auslöser einer Bandscheibendegeneration können Verletzungen der Wirbelsäule, genetische Veranlagungen oder eine erhöhte Belastung im Alltag sein. Die Degeneration wird auch als ein Bestandteil des Alterungsprozesses angesehen. Die Nährstoffversorgung und Wasserbindungsfähigkeit nehmen mit erhöhtem Lebensalter ab, was dazu führt, dass die Fähigkeit der Regulierung des Drucks abnimmt und die Strukturen im Allgemeinen spröder und steifer werden. Die Strukturen der Bandscheiben können durch den genannten Alterungsprozess an Elastizität und an Wassergehalt nachlassen. Durch diese Abnahme können Risse in der Struktur der Anulus fibrosus entstehen, mit der Folge, dass sich der Nucleus pulposus nach außen vorarbeiten kann und einen Bandscheibenvorfall auslöst (Halder, 2020).

3.3.2 Risikofaktoren der Bandscheibendegeneration

Eine Bandscheibendegeneration kann durch viele sozioökonomische Risiken oder aber auch körperliche Faktoren hervorgerufen werden. Bei Personen, die täglich im Arbeitsalltag schwere Lasten tragen, erhöhte Biege- und Drehbewegungen in der Wirbelsäule ausüben oder Vibrationen ausgesetzt sind, besteht ein erhöhtes Risiko für Bandscheibendegeneration. In einer Studie von Samanta et al. (2017) wurde herausgefunden, dass Personen mit einer schweren körperlichen Arbeit ein erhöhtes Risiko für Rückenbeschwerden aufweisen. Des Weiteren ist eine überwiegend sitzende Lebensweise besonders bei einer Tätigkeit im Büro mit einer schlechten Haltung und wenig Bewegung ein Faktor für eine mögliche Bandscheibendegeneration. Es besteht eine Verbindung zu einer sitzenden Tätigkeit und vermehrten Rückenbeschwerden (Deyo et. Al, 2010). Ein weiterer Einfluss auf die Wirbelsäulendegeneration ist das Rauchen. Durch das Rauchen der enthaltenen toxischen Substanzen, kann es zu einer verschlechterten Durchblutung der Strukturen der Bandscheiben kommen. In einer Studie von Shiri et. al (2010) konnte ein Zusammenhang festgestellt werden, dass ein Risiko für Raucher für Rückenbeschwerden und entsprechende Folgekrankheiten der Wirbelsäule besteht. Auch ein niedriges Bildungsniveau und ein niedriger sozioökonomischer

Satus haben einen Einfluss auf ein erhöhtes Risiko einer Bandscheibendegeneration. Dies ist anhand einer Studie von Schneider et. al aus dem Jahr 2015 zurückzuführen. Menschen mit einem niedrigen Bildungsniveau haben möglicherweise einen verminderten Zugang zu einer gesunden Lebensweise und einem niedrigen Wissenstand zu einer ergonomischen Arbeitsweise im Alltag. Um das Risiko für eine Bandscheibendegeneration zu senken ist es essenziell, dass eine gesunde Lebensweise mit einer ergonomischen Arbeitsweise hergestellt wird. Es muss für jeden Menschen eine präventive Maßnahme zugänglich sein.

3.4 Probleme, Einschränkungen und Kontraindikatoren bei körperlicher Aktivität

Im Folgenden werden mögliche Probleme und Kontraindikationen nach einer Operation an der behandelten Bandscheibe erläutert, um eine Verschlechterung des Zustandes des Patienten zu verhindern.

3.4.1 Wundheilung

Nach einer Bandscheibenoperation werden mehrere Phasen der Wundheilung durchlaufen, die mit einer Genesung verbunden sind. Bei jedem Patienten gibt es immer leichte Abweichungen. Innerhalb der ersten sechs Wochen sollten keine schweren Lasten oder Gewichte von dem Patienten nach der Operation gehoben werden (nicht mehr als 5 kg). Wenn die Person komplett schmerzfrei ist, dürfen aus einer wirbelsäulengerechten Haltung leichte Gewichte gehoben werden. Nach Ablauf der im Folgenden genannten Phasen der Wundheilung und nach Abschluss einer medizinischen Rehamaßnahme wird der Patient das im Weiteren der Thesis genannte Rehasportprogramm absolvieren. In der Entzündungsphase, die direkt nach der Operation beginnt und etwa 3-5 Tage andauert, beginnt der Patient mit einer Entlastung und Resorptionsförderung des verletzten Bandscheibensegmentes. Zusätzlich werden in den ersten Tagen nach der Operation intermittierenden Traktion, Lymphdrainage und leichte Mobilisation der Wirbelsäule durchgeführt. Um die Stoffwechselsituation des Patienten bestmöglich zu verbessern, wird eine hubfreie Mobilisation durchgeführt. Mechanische Belastungen werden in den ersten Tagen reduziert. In der Proliferationsphase ist es das Ziel die Beweglichkeit in der Wirbelsäule progressiv zu steigern. Ausgehend von den Schmerzen ist nun ein Bestandteil der Wundheilung, dass hubarme bis hubfreie Mobilisation angewendet wird und spezielle Gelenktechniken die Elastizität des Narbengewebes fördern sollen.

Durch eine segmentale Stabilisation kommt es zur Förderung der autochthonen Muskulatur umgebend der Wirbelsäule, um eine stabilisierende Wirkung wiederherzustellen. Um die verletzte Struktur in den ersten 5-21 Tagen zu schützen und eine Genesung zu fördern, wird ein rückengerechtes Bewegungsverhalten angewendet. Ab dem 21. Tag in der Konsolidierungsphase ist es das Ziel die Bandscheibe auf die Alltagsbelastung durch aktive Trainingsformen vorzubereiten. Das rückengerechte Verhalten wird allmählich reduziert, nur bei belastenden Tätigkeiten sollte es noch beachtet werden (Physiotherapie in der Orthopädie, Thieme Verlag, S. 418-419, 2005).

3.5 Handlungsempfehlungen

Im nachfolgenden wird anhand von zwei nachweislichen Studien die Wirksamkeit einer Rehabilitation bei einer Bandscheibenverletzung dargestellt. Es soll vermittelt werden, dass sowohl eine konservative Behandlung bei einem Bandscheibenvorfall und eine Rehabilitation nach einer Bandscheibenoperation nachweislich eine erneute Verletzung verhindert werden soll.

3.5.1   Studienlage

Tabelle 3: Die Wirksamkeit von Trainingsprogrammen nach einer lumbalen Bandscheibenoperation (Mustafa Filiz, Aysegul Camak, Emel Özcan, 2018)

Titel	Die Wirksamkeit von Trainingsprogrammen nach einer lumbalen Bandscheibenoperation
Autoren	Mustafa Filiz, Aysegul Camak, Emel Özcan
Fragestellung	Durch welches Bewegungsprogramm kann die Schmerzintensität nach einer lumbalen Bandscheibenoperation gesenkt werden?
Erscheinungsjahr	2005
Zielsetzung	Das Ziel dieser Studie ist es herauszufinden welches Bewegungsprogramm zur funktionellen Genesung und Schmerzlinderung beiträgt. Es wird die Effektivität im Vergleich zweier Bewegungsprogramme und einer Kontrollgruppe analysiert. Der Fokus liegt auf einer Linderung der Schmerzen und der Verbesserung der körperlichen Beweglichkeit sowie der Genesung.
Stichprobe	Bei der Studie haben 60 Patienten teilgenommen, bei denen im Vorwege eine lumbale Diskektomie durchgeführt wurde. Patienten mit

	einer schweren Herz- oder Lungenkrankheit sind von der Studie ausgeschlossen.
Untersuchungsdesign	Bei dieser randomisierten, kontrollierten Studie wurden die Patienten zufällig in drei verschiedene Gruppen eingeteilt. Die erste Gruppe nahm an einem intensiven Bewegungsprogramm und Rückenschulunterricht teil, die zweite Gruppe erhielt ein Heimübungsprogramm mit Rückenschulunterricht und die Kontrollgruppe nahm an keiner spezifischen Bewegungsunterweisung teil. Die Patienten wurden am Anfang und am Ende der Studie anhand von klinischen Untersuchungen wie Ausdauertest, modifiziertem Oswestry Disability Index, Festlegung des Schmerzniveaus analysiert.
Hauptergebnisse	Die Gruppen, die an einem Bewegungsprogramm teilgenommen haben, weisen eine signifikante Verbesserung der funktionellen Beweglichkeit und einer Linderung der Schmerzintensität zu der Kontrollgruppe auf. Zusätzlich konnte bei den Patienten des intensiven Bewegungsprogramm nochmal eine Verbesserung zu der Heimübungsgruppe analysiert werden.
Schlussfolgerung	Anhand der Ergebnisse der Studie kann festgestellt werden, dass die Patienten durch ein intensives Rehaprogramm mit einer Rückenschule den besten Fortschritt nach einer Bandscheibenoperation gemacht haben. Es wird in der Studie keine Zeitangabe über die Länge der Durchführung des Bewegungsprogrammes angegeben.

Tabelle 4: Frühe multimodale Rehabilitation nach lumbaler Bandscheibenoperation (Jeffrey, Hebert, Julie M. Fritz, Anne Thackeray, 2013)

Titel	Frühe multimodale Rehabilitation nach lumbaler Bandscheibenoperation
Autoren	Jeffrey, Hebert, Julie M. Fritz, Anne Thackeray
Fragestellung	Welchen positiven Effekt haben allgemeine im Vergleich zu spezifischen Rumpfübungen als Trainingsprogramm nach einer lumbalen Bandscheibenoperation?
Erscheinungsjahr	2013
Zielsetzung	Ziel dieser Studie war es herauszufinden durch welche vorgegebene Übungsauswahl ein besseres Ergebnis der Muskelfunktion erzielt werden kann.
Stichprobe	Bei der Studie nahmen 61 Teilnehmer im Alter von 18-60 Jahren teil. Diese wurden zufällig in zwei unterschiedliche Gruppen eingeteilt.
Untersuchungsdesign	Bei dem 8- wöchigen Trainingsprogramm erhielten die zwei eingeteilten Gruppen, entweder allgemeine oder spezifische Rumpfübungen. Zu den gemessenen Indikatoren zählen der Oswestry-Index, die Schmerzintensität, die Häufigkeit der Rückenbeschwerden und die lumbale Funktion nach der Operation. Die Behandlungseffekte wurden nach der 10. Wochen nach der Operation und nach 6 Monaten erneut gemessen.
Hauptergebnisse	Bei den 61 Teilnehmer der beiden Gruppen gab es keine Unterschiede der vorgegebenen Übungen. Beide Gruppen erzielten durch ein Rehaprogramm Verbesserungen der gemessenen Indikatoren und es kam zur einer Schmerzlinderung sowie eine verbesserte Körperfunktion.
Schlussfolgerung	Nach einer lumbalen Bandscheibenoperation kann durch ein Rehabilitationsprogramm eine Schmerzlinderung sowie eine Verbesserung der körperlichen Funktion erzielt werden. Beide Übungsvorgaben erzielen eine Verbesserung.

3.5.2 Auswertung der Studien

In den dargestellten Studien ist es ersichtlich, dass ein postoperatives Rehabilitationstraining zur Verbesserung der körperlichen Funktion und der Schmerzlinderung der betroffenen Patienten führt. In keinen der angegebenen Studien ist es allerdings ersichtlich, inwiefern es eine messbare Verbesserung der Schmerzen oder in welchem Maße eine Verbesserung der Leistungsfähigkeit gibt. Es wird von einer signifikanten Steigerung geschrieben, jedoch nicht in welchem messbaren Ausmaß. Des Weiteren wird nicht erwähnt, ob Patienten durch ein Rehabilitationsprogramm einen Rückfall erlitten oder eine erneute Operation nötig war. Durch eine Kombination aus Stabilitäts-übungen, Kräftigungsübungen und einer Rückenschule werden postoperativ gute Erfolge erzielt, um eine Verbesserte Leistungsfähigkeit, eine Schmerlinderung und eine höhere Lebensqualität zu erzielen.

3.6 Rehabilitationssport als ergänzende Leistung nach §64 SGB IX

Durch die Maßnahme Rehabilitationssport nach §64 SGB IX werden Menschen mit orthopädischen Beschwerden oder Menschen mit einer Behinderung unterstützt und durch eine gezielte Auswahl von sportlicher Aktivität ihre allgemeine Fitness und die Gesundheit gestärkt. Zusätzlich zu einer medizinischen Rehabilitation kann Rehabilitationssport nach §64 SGB IX als ergänzende Leistung vom jeweiligen Arzt verschrieben werden. Für die Teilnahme erhalten die Patienten eine Verordnung, die über den Zeitraum und die genauen Maßnahmen entscheidet. Die Kosten für die Teilnahme am Rehasport werden von der Krankenkasse des Patienten übernommen. Die Teilnahme hat das Ziel, dass die Patienten ein selbstbestimmtes und aktive Leben führen können und die körperliche Fitness gesteigert wird und die Schmerzen gelindert werden. Zudem ist es ein weiteres Ziel, dass die Teilnehmer durch das Gruppentraining die soziale Kompetenz und das Wohlbefinden steigern können. Der Rehabilitationssport wird von ausgebildeten Trainern durchgeführt. Die Fertigkeiten von Koordination, Kraft, Ausdauer, Beweglichkeit und Flexibilität sollen durch das Gruppentraining gestärkt werden.

3.6.1 Voraussetzungen zur Durchführung des Rehabilitationssports

Für die Durchführung von Rehabilitationssport nach §64 SGB IX müssen sowohl das Unternehmen, der Kurstrainer und die Patienten einige Voraussetzungen erfüllen, um einen Kurs anzubieten oder an einem Kurs teilnehmen zu können. Personen mit einer Behinderung oder einer chronischen Erkrankung können durch eine ärztliche Verordnung und der erforderlichen Bewilligung durch die Krankenkasse oder die Rentenversicherung an der Zusatzleistung teilnehmen. Es wird unterschieden zwischen den Laufzeiten der Verordnung, es gibt die Möglichkeit für 50 Teilnahmen innerhalb von 18 Monaten oder 120 Teilnahmen innerhalb von 36 Monaten. Es wird auch von dem Arzt vorgegeben, wie oft der Patient an dem Rehabilitationssport in der Woche teilnehmen sollte. In der Regel sind dies 1-2 Besuche in der Woche. Der Rehabilitationssport findet immer in einer Gruppe statt mit höchstens 15 Personen pro Einheit. Inhalt des Rehasports sind hier gymnastische Ganzkörperübungen, Aquagymnastik oder Bewegungsspiele in der Gruppe. Eine Eigenbeteiligung der Kosten ist nur gestattet bei Patienten mit einer Privatversicherung. Eine Rehasporteinheit dauert immer 45 Minuten. Die Krankenkasse muss vor Beginn der Rehamaßnahme die Verordnung einmal bewilligen, damit der Patient an der Gruppengymnastik teilnehmen kann. Bei jeder Teilnahme hat der Patient eine Unterschrift zu leisten, zur Kontrolle, ob die vorgegebene Zahl der Teilnahmen auch eingehalten wird. Für das Unternehmen ist es ausschlagend die Regularien der Räumlichkeiten vorweisen zu können. Ein Kursraum sollte pro Teilnehmer 5 m² zur Verfügung stellen. Bei einer Höchstteilnehmeranzahl von 15 Personen wären das mindestens 75m². Des Weiteren müssen für die Teilnahme Umkleidemöglichkeiten und sanitäre Anlagen zur Verfügung gestellt werden. Für den Übungsleiter ist eine Ausbildung des Übungsleiter/in B Sport in der Rehabilitation des DOSB nötig, um eine Rehasportgruppe zu leiten und das nötige Fachwissen für die Patienten der verschiedenen Krankheitsbilder fachgerecht zu betreuen. Der Übungsleiter muss während der 45 Minuten des Kurses immer im Kursraum sein und die Patienten anleiten und bei den Übungen zu korrigieren. Bei z. B. Rehasportgruppen einer Herzsportgruppe ist es nötig, dass ein Arzt vor Ort ist und dem Kursleiter falls nötig behilflich ist (RBSV S.H. Rehalehrgang, Stand 2021).

3.7 Problemstellung

Eines der Probleme bei der Durchführung des Rehasports ist es, dass zum Teil verschiedene orthopädische Krankheitsbilder vermischt in einem Kurs eingeteilt sind. Dies führt dazu, dass nicht auf jeden Patienten ganz genau eingegangen werden kann und versucht werden muss für alle Patienten durch eine gezielte Übungsauswahl möglichst alle Krankheitsbilder anzusprechen. Eine weitere Problematik besteht darin, dass nicht genau festgelegt ist, wann ein Patient in der Lage ist an einem Rehasportprogramm teilzunehmen. Der Rehaübungsleiter hat keine genauen Vorgaben welche Übungen mit den Patienten durchzuführen sind und so kann es je nach Qualifikation zum Teil auch zu negativen Auswirkungen auf die Gesundheit der Patienten haben.

4 Methodik

4.1 Qualitätskriterien

Die Bundeszentrale für gesundheitliche Aufklärung hat im Rahmen der Rehabilitationssportgruppen einige Qualitätskriterien verfasst, um den Patienten eine bestmögliche Grundlage zur Stärkung der in den genannten Zielen zu schaffen. Durch eine entsprechende Qualifikation der Übungsleiter sollen die Teilnehmer die bestmögliche Übungsauswahl und Durchführung der Trainingseinheiten erhalten. Vor Beginn des Gruppentrainings sollte mit dem Patienten ein ausführliches Anamnesegespräch geführt werden, um sich einen gründlichen Einblick über die jeweiligen Teilnehmer zu verschaffen. Nur durch eine genaue Bedarfsanalyse des Trainers kann ein geeignetes Training durchgeführt werden. Durch ein vielseitiges Gruppentraining sollen die Ziele der Patienten klar definiert und strukturiert sein, um das bestmögliche Gesundheitsergebnis erzielen zu können. Innerhalb eines Kurses kann es immer mal vorkommen, dass einige Teilnehmer durch besondere Einschränkungen einige Übungen nicht oder nur teilweise durchführen können. Durch die Berücksichtigung oder die individuelle Anpassung des Übungsleiters sollen die Einschränkungen durch ein großes Übungsspektrum Risiken einer Verletzung minimiert werden. Nur durch eine kontinuierliche Überwachung des Trainers innerhalb der Trainingsstunde und durch die Bedarfsanalyse kann das Risiko einer Verletzung minimiert und weitestgehend ausgeschlossen werden.

Durch eine enge Kommunikation zwischen den Teilnehmern und dem Übungsleiter sollen die Ziele klar formuliert werden und den entscheidenden Erfolg hervorbringen. Um messbare Erfolge verfolgen zu können ist er ratsam regelmäßige Dokumentationen über die Rehasportmaßnahmen zu verfolgen (Brüggemann et al., 2019).

4.2 Rahmenbedingungen Balance Fitness Flensburg

In der folgenden Tabelle sollen die vorhandenen Ressourcen und die benötigten Ressourcen aufgezeigt werden. Das Qualitätskriterium der Dokumentation trägt zu einer erfolgreichen Rehasportausübung in einem Unternehmen bei. Damit ein Unternehmen die geeignete Zertifizierung erhalten kann müssen bestimmte Ressourcen in ausreichender Zahl mit den bestimmten Qualifikationen eines ausgebildeten Rehaübungsleiters zur Verfügung stehen.

Tabelle 5: Analyse der Rahmenbedingungen des Balance Fitness Flensburg

Ressourcen	Vorhandene Ressourcen	Benötigte Ressourcen	Kosten (netto) Stück; Stunde	Gesamtkosten pro Kurseinheit (netto)	Quelle
Kursraum	195m²	75m²	0,02 € Std/m²	3,39 €/ Kurseinheit	Johannes Outzen
Personal, Übungsleiter	5 Rehasportübungsleiter	Mindestens 2 Übungsleiter Rehasport	14 €/pro Übungsstunde	14 €/ pro Übungsstunde	Erik Fröhlich
Gymnastikbälle	15 Bälle	15 Stück	17,90 €	268,50 €	Sport Tiedje 2024
Redondobälle	15 Bälle	15 Stück	9,90 €	148,50 €	Sport Tiedje 2024
Vereinszugehörigkeit	RSD Deutschland e. V.	-	2,50 € / Teilnehmer	37,50 € / 15 Teilnehmer	Johannes Outzen
Defibrillator	Vorhanden	-	Keine	Keine	Erik Fröhlich
Unfallversicherung	Vorhanden	-	Keine	Keine	Johannes Outzen

Die monatliche Kursraummiete beträgt 2437,50 € das sind 12,50 € pro Quadratmeter. Pro Kursstunde werden 3,39 € an Kursraummiete fällig. Als Mitglied des RSD Deutschland e. V. liegen die Vergütungssätze in Abhängigkeit der Krankenkasse des Teilnehmers zwischen 5,90 € und 6,25 € pro durchgeführte Übungseinheit. Die fünf Rehaübungsleiter B haben bei dem RBSV die nötige Lizenz erreicht, um ausreichend geschult zu sein. Die Übungsleiter werden mit 14 € pro Übungseinheit entlohnt. Die dargestellten Kosten für die Bälle sind aus dem Umsatz des Tagesgeschäfts bezahlt und verursachen keine laufenden Kosten. Durch die Vereinszugehörigkeit des RSD Deutschland e. V. werden 2,50 € pro Teilnehmer einer Übungseinheit fällig.

4.3 Umgebungsanalyse

Um Aufschluss über die Nachfrage für eine Rehabilitationssportgruppe nach §64 SGB IX zu erbringen wird im Folgenden eine Umgebungsanalyse aus dem Raum Flensburg durchgeführt. Flensburg ist eine Stadt in Schleswig-Holstein und hat ca. 90.000 Einwohner (Rathaus Flensburg, 2022). Innerhalb von Flensburg leben ca. 40.000 Menschen in dem Alter von 30-64 Jahren (Statistik Nord, 2022). Mit ca. 10.000 Mitgliedern hat das Balance 11 % der kompletten Stadt einen hohen Anteil im Gegensatz zu anderen Mitbewerbern eines Fitnessstudios und Gesundheitsanbieters. Aktuell nehmen 586 Personen an dem Rehasport beim Balance Fitness teil. Das Balance Fitness bietet auf einer Gesamtfläche von 4.200 m² mit drei Ebenen neben Kraft- und Ausdauertraining ein breites Kursangebot, Rehabilitationssport der Orthopädie, Dr. Wolff Präventionsgeräte auch eine enge Zusammenarbeit mit einer internen Physiotherapie an. Zum jetzigen Stand im März 2024 sind 586 aktive Rehasportler im Balance Fitness. Mit einem prozentualen Anstieg von 10 % zum Vorjahr ist es geplant, dass das Rehasportangebot in den kommenden Monaten erweitert werden soll mit dem Ziel die Teilnehmerzahl zu steigern. Eine aktuelle Zahl über die derzeitigen Behandlungen oder Operationen aus dem Flensburger Krankenhaus konnten nicht erbracht werden. Rund 5,3 % der Arbeitsunfähigkeitstage in Deutschland sind auf Rückenschmerzen zurückzuführen. Laut Statista sind dies jährlich über 20.000 Fälle, die auf Rückenbeschwerden zurückzuführen sind. Da Personen im Alter von 31 bis 50 Jahren am stärksten von Rückenbeschwerden betroffen sind, ist es anzunehmen, dass viele von ihnen Rehabilitationssport in Anspruch nehmen werden, um ihre Beschwerden zu lindern und ihre Gesundheit zu verbessern. Der Anteil der Personen von 31 bis 50 Jahren ist in Flensburg mit am größten vertreten. In Schleswig-Holstein und besonders im Kreis

Flensburg liegt der Raucheranteil mit knapp 23 % der Bevölkerung auf einem vergleichsweise hohen Niveau (Gesundheitsamt Flensburg, 2023). Der Raucheranteil stellt in diesem Maße einen bedeutsamen Risikofaktor für eine Bandscheibenverletzung dar. Innerhalb von Flensburg gibt es noch mehrere Anbieter von Rehabilitationssportgruppen, allerdings nicht in diesem Maße und der Möglichkeit, dass Patienten mehrmals an den Gruppenübungen teilnehmen können. Mit einer Gesamtzahl von fünf Übungsleitern kann die hohe Nachfrage von Rehasport bisher komplett abgedeckt werden.

4.4 Grobplanung des Konzepts

Anhand der Folgenden Grobplanung orientiert sich das Rehabilitationssportkonzept in der weiteren Bearbeitung. Die Qualitätskriterien des BAR im Rahmen des RBSV (Rehabilitations- und Behinderten- Sportverband Schleswig-Holstein) werden berücksichtigt.

Tabelle 6: Grobplanung des Konzepts

Planungspunkte	Beschreibung
Kursziele	Reduktion der Schmerzen
	Stärkung der Muskelkraft, Ausdauer, Koordination, Beweglichkeit und Flexibilität
	Steigerung der Lebensqualität
	Eingliederung in den Alltag und das Arbeitsleben
	Förderung von sozialen Kontakten
Kursinhalte	Einführung und Anamnese, Aufwärmphase, Kräftigungsphase, Mobilisation, Koordinationstraining, Entspannungs- und Dehnübungen, Austausch nach dem Kurs
Kursdauer (Wochen)	17 Wochen
Kurseinheiten	50 Einheiten der Gymnastik
Zeitliche Einteilung	Die Teilnehmer können bis max. 3-mal pro Woche teilnehmen
Teilnehmerzahl	Maximal 15 Teilnehmer pro Kurs
Arbeitsmittel	Yoga-Matten, Kurzhanteln, Langhanteln, Therabänder, Gymnastikbälle, Redondobälle, Balanceboard, Hocker, Musikanalage, Kursraum (mind. 75m²), Übungsleiter

Kursleiter	Vorhanden fünf Übungsleiter B der Rehabilitation DOSB

In diesem Fall wird den Patienten eine Verordnung für Rehabilitationssport nach §64 SGB IX verordnet. Die Patienten werden 50 Trainingseinheiten mit einer wöchentlichen Trainingsanzahl von drei Einheiten absolvieren. Die Kursziele sind auf eine Erkrankung nach einer Bandscheibenoperation ausgerichtet und sollen übergeordnet die Schmerzen und Beschwerden reduzieren und den Patienten nach der Operation wieder in den Alltag und das Arbeitsleben integrieren durch ausgewählte Mobilisations- und Kräftigungsübungen. Pro Übungseinheit werden 45 Minuten eingeplant mit dem Zusatz von 15 Minuten für mögliche Rückfragen zu einem Aufkommen von Beschwerden und der Förderung des sozialen Miteinander zwischen den Kursteilnehmern und dem Übungsleiter. Den Teilnehmern soll langfristig vermittelt werden, welchen Stellenwert eine gesunde Lebensweise hat in Kombination mit ausreichender und gezielter körperlicher Aktivität. Die Übungsleiter haben die Lizenz zum Übungsleiter B in der Rehabilitation beim RBSV der Richtlinien des DOSB absolviert.

4.5 Analyse der Zielgruppe

In der Folgenden Tabelle wird eine Übersicht der Zielgruppe dargestellt, die an dem ausgearbeiteten Rehasportkonzept teilnehmen wird. Es wird auf die Anforderungen der Teilnehmer eingegangen und auf mögliche Kontraindikatoren hingewiesen, die Patienten aus dem Kurs ausschließen.

Tabelle 7: Darstellung der Zielgruppe

Zielgruppe	
Merkmal	**Beschreibung**
Alter	30-50 Jahre
Geschlecht	Männlich, weiblich, divers
Sozioökonomischer Status	- Geringes Einkommen
	- Niedriges Bildungsniveau
	- Soziale Isolation
	- Arbeitslosigkeit oder Teilzeitarbeit
	- Psychosoziale Belastung
Gesundheitsbewusstsein	- Falsches und schweres Heben und Ziehen von Lasten

	- Körperliche Arbeitstätigkeit
	- Geringe Bewegung in der Freizeit
Kontraindikatoren	- Fehlende Genehmigung durch die Krankenkasse
	- Schwere neurologische und psychische Einschränkungen
	- Personen mit instabilen Frakturen
	- Personen mit akuten Entzündungen oder schwerwiegenden Infektionen
Begründung der Zielgruppe	Die Zielgruppe mit den genannten Merkmalen wurde für das Rehasportkonzept bei einem Bandscheibenvorfall gewählt, da sie ein erhöhtes Risiko für Rückenbeschwerden aufgrund von Faktoren wie niedrigem sozioökonomischem Status, höhere körperlicher Belastung, Bewegungsmangel in der Freizeit bezogen auf ein gezieltes Krafttraining und psychosozialen Belastungen aufweist. Besonders Personen in dem Alter von 30-50 Jahren leiden häufig an einem Bandscheibenvorfall.

4.6 Marketingmaßnahmen

In Zusammenarbeit mit einem nahegelegenen Ärztezentrum arbeitet das Balance Fitness daran, durch ein Empfehlungsmarketing, durch die ebenfalls im Fitnessstudio trainierenden Ärzte, neue Mitglieder für den Rehasport zu gewinnen. Die Kooperation mit dem Ärztezentrum in Flensburg stärkt das Image des Balance Fitness und unterstreicht zudem das Bewusstsein für die Gesundheitsförderung für die Teilnehmer. Lediglich auf dem Werbebildschirm im Studio und auf der Internetwebsite wird der Kunde auf den Rehasport im Studio aufmerksam gemacht. Ein interner Mitarbeiter ist für die Erstellung dieser Anzeige verantwortlich und somit entstehen keine zusätzlichen Kosten durch eine Werbeagentur für das Balance Fitness. Besonders durch eine Weiterempfehlung der aktuellen Teilnehmer führt es zu einer stetigen Erhöhung der aktiven Patienten in den Kursen.

4.7 Break-Even-Analyse

Die Break-Even-Analyse bei dem dargestellten Rehasportkonzept §64 SGB IX dient zur Ermittlung ab welchem Zeitpunkt die erzielten Einnahmen aus den Teilnahmegebühren die Gesamtkosten des Konzepts, einschließlich der Fixkosten und variablen Kosten, decken können. Ab diesem Zeitpunkt erwirtschaftet das Rehasportkonzept einen Gewinn. Besonders für eine wirtschaftliche Nachhaltigkeit wird diese Analyse genutzt.

Tabelle 8: Aufstellung der Fixkosten, variablen Kosten sowie einmaligen Kosten

	Fixkosten (monatlich)	Variable Kosten	Einmalige Kosten
Miete Kursraum	40,68 € (3,39 €/Std)		
Übungsleiter	168,00 €		
Mitgliedschaft RSD	450,00 €		
Kursmaterial			417,00 €
	Gesamt: 658,68 €		Gesamt: 417,00 €

Die Einnahmen werden mit 5,90 € pro Teilnehmer nach dem Vergütungssatz für Schleswig-Holstein ermittelt. Somit werden für 12 Übungseinheiten in einem Monat mit voll besetzten Kursen Einnahmen von 1062,00 € eingenommen. In der folgenden Tabelle werden die monatlichen Ausgaben mit den Einnahmen gegenübergestellt mit dem Ziel, wann ein Break Even Punkt erreicht wird.

Tabelle 9: Berechnung Break-Even-Punkt

15 Teilnehmer pro Kurs	Kurse pro Woche: 3 Kurse pro Monat: 12	Wochen pro Monat: 4	Teilnehmer pro Monat: maximal 180
	Monatliche Fixkosten: 658,68 €	Einmalige Kosten: 417,00 €	Ertrag pro Teilnehmer: 5,90 € Ertrag pro Monat: 1062,00 €
	Soll	Einnahmen	Ist
Monat 1	1075,68 €	1062,00 €	-13,68 €
Monat 2	658,68 €	1062,00 €	389,64 €
Monat 3	658,68 €	1062,00 €	792,96 €

Schon im zweiten Monat wird ein Gewinn erzielt und der Break-Even-Punkt erreicht. In dieser Tabelle stehen die Kosten im ersten Monat aus den Fixkosten und den einmaligen Kosten den Einnahmen aus der Vergütung gegenüber. Im ersten Monat werden noch geringe Verluste eingefahren, jedoch schon im zweiten Monat erzielt das Balance Fitness einen Gewinn und der Break-Even-Punkt wird erreicht.

5 Ergebnisse

5.1 Darstellung des Bewegungskonzepts

Das vorliegende Rehasportkonzept richtet sich an Patienten mit einem Bandscheibenvorfall gemäß §64 SGB IX, die wie in Kap. 3.3.2 den genannten Risikofaktoren entsprechen. Das Konzept erstreckt sich über 17 Wochen mit drei Übungseinheiten pro Woche. Das Ziel des Programms ist es die individuelle Genesung und Rehabilitation zu fördern. Die körperliche Funktionalität soll gesteigert werden und den Patienten soll der Wiedereinstieg in den Alltag erleichtert werden.

Tabelle 10: Darstellung des Bewegungskonzepts

Woche 1-2	Kurseinheiten 1-6
Hauptthema der Kurseinheiten: Einführung in das Rehabilitationskonzept und Anamnese der einzelnen Teilnehmer erfassen und die individuellen Bedürfnisse anpassen	
Theorie (15 min):	Praxis (45 min):
- Vorstellung des Rehabilitationskonzepts und Erklärung der Ziele	-Vorstellungsrunde der Teilnehmer
- Durchführung einer Anamnese und Bedarfsanalyse der Teilnehmer	-Durchführung einer Bewegungsanalyse für eine individuelle Einschätzung der körperlichen Funktion
-Ursachen für Rückenschmerzen und Risikofaktoren vermeiden	-leichte Mobilisationsübungen
	-Haltungskorrekturen im Alltag
Umsetzungsaspekte	
Organisationsform: Gruppenspiele	
Hilfsmittel: Redondoball, Yogamatte, Airex-Kissen	
Woche 3-4	Kurseinheiten 7-12

Hauptthema der Kurseinheiten: Bedeutung von Bewegung und Krafttraining zur Vermeidung von Verletzungen	
Theorie (15 min): Erklärung von Krafttraining zur Integrierung in eine Routine im Alltag als Verletzungsprävention	Praxis (45 min): -mobilisierende Halteübungen -Kräftigungsübungen der Rückenmuskulatur -Propriozeptives Training zur Sturz- und Verletzungsprävention
Umsetzungsaspekte	
Organisationsform: Gruppentraining/Stationstraining Hilfsmittel: Theraband, Airex-Kissen, Flexi-Bar	
Woche 5-6	Kurseinheiten 13-18
Hauptthema der Kurseinheiten: Kräftigung der Rücken- und Rumpfmuskulatur zur Stabilisierung der Rückenmuskulatur	
Theorie (15 min): -Was sind Schmerzen? -Schmerzwahrnehmung	Praxis (45 min): -Durchführung von Kräftigungsübungen der Rücken-, Bauchmuskulatur -Einsatz von Widerstandsbändern und leichten Hanteln
Umsetzungsaspekte	
Organisationsform: Gruppentraining/Stationstraining Hilfsmittel: Airex-Kissen, Therabänder, Hanteln, Yogamatte	
Woche 7-8	Kurseinheiten 19-24
Hauptthema der Kurseinheiten: Verbesserung der Beweglichkeit und Flexibilität	
Theorie (15 min): -Erklärung der Beweglichkeit im Alltag -Verminderung von Einschränkungen durch gezielte Mobilisation	Praxis (45 min): -Durchführung von Mobilistationsübungen für die Wirbelsäule (Rotation, Flexion, Extension) -Leichte Yoga und Pilatesübungen
Umsetzungsaspekte	
Organisationsform: Gruppentraining/Stationstraining Hilfmittel: Yogamatte, Stab	

Woche 9-10	Kurseinheiten 25-30
Hauptthema der Kurseinheiten: Verbesserung der Koordination und des Gleichgewichts zur Stabilisierung der Wirbelsäule	
Theorie (15 min): -Erklärung der Bedeutung von Koordinationsübungen für die Stabilität und Funktionalität des Rückens	Praxis (45 min): -Gleichgewichtsübungen -Funktionelle Übungen -Gezielte Kräftigungsübungen
Umsetzungsaspekte	
Organisationsform: Gruppentraining/Stationstraining, Ganzkörpertraining Hilfsmittel: Airex-Kissen, Therabänder, Langhanteln	
Woche 11-12	Kurseinheiten 31-36
Hauptthema der Kurseinheiten: Förderung der Entspannung und Verbesserung der Flexibilität durch Dehnübungen	
Theorie (15 min): -Erklärung der Bedeutung von mentaler Entspannung -Vorstellung von verschiedenen Dehnübungen für die Rückenmuskulatur	Praxis (45 min): -Durchführung von Entspannungsübungen wie progressive Muskelentspannung -Atemübungen -Dehnungsübungen für die Rückenmuskulatur -Kräftigungsübungen
Umsetzungsaspekte	
Organisationsform: Gruppentraining/Stationstraining, Ganzkörpertraining Hilfsmittel: Yogamatte, Hanteln, Theraband, Kerze, Papier	
Woche 13-14	Kurseinheiten 37-42
Hauptthema der Kurseinheiten: Reflexion über die Kursinhalte, Austausch über körperliche und psychische Fortschritte	
Theorie (15 min): -Austausch von Tipps und Empfehlungen für ein langfristig und bewusstes Empfinden für die eigene Gesundheit	Praxis (45 min): -Krafttraining für Alltagsnahe Bewegungen -Erhöhung der Intensität bei Kraft- und Beweglichkeitsübungen

	-Umsetzung der gelernten Atemtechniken
Umsetzungsaspekte	

Organisationsform: Gruppentraining/Stationstraining, Ganzkörpertraining

Hilfsmittel: Yogamatte, Langhanteln, Hanteln, Theraband

Woche 15-16	Kurseinheiten 43-48

Hauptthema der Kurseinheiten: Eingliederung in das Berufsleben

Theorie (15 min):	Praxis (45 min):
-Bewusstes Tragen und Heben im Berufsleben	-Alltagsnahe Übungen zur Kräftigung
-Ergonomie am Arbeitsplatz	-Alltagsnahe Dehnübungen
-Betriebliches Gesundheitsmanagement	-Entspannungsübungen im Alltag
Umsetzungsaspekte	

Organisationsform: Gruppentraining/Stationstraining, Ganzkörpertraining

Hilfsmittel:

Woche 17	Kurseinheiten 49-50

Hauptthema der Kurseinheiten: Zusammenfassung der erlernten Fähigkeiten und Planung der Zukunft

Theorie (15 min):	Praxis (45 min):
-Zusammenfassung der erlernten Übungen und Fähigkeiten	-Krafttraining mit hoher Intensität
-Selbstreflexion des körperlichen Zustandes	-Koordinationstraining
	-Progressive Muskelentspannung
Umsetzungsaspekte	

Organisationsform: Gruppentraining/Stationstraining

Hilfsmittel: Yogamatte, Hanteln, Airex-Kissen, Redondoball

5.2 Evaluation

In der folgenden Evaluation wird die Wirksamkeit und Effektivität des Rehasportkonzepts erläutert. Die Patienten mit einem Bandscheibenvorfall haben an einem 17- wöchigen Rehasportkonzept nach §64 SGB IX teilgenommen. Ziel ist es die Leistungsfähigkeit, die Schmerzintensität, die Auswirkungen auf die körperliche Funktion, die Lebensqualität und das langfristige Empfinden für eine gesunde Lebensweise zu dokumentieren und zu analysieren. Die Ergebnisse sollen Aufschluss über die Sinnhaftigkeit und die Qualität des Rehasportkonzepts erbringen. Zur Datenerhebung werden die Patienten vor Beginn der 17 Wochen und nach Abschluss den Owestry Disability Index ausfüllen und nach jeder Trainingseinheit einen Tagebucheintrag über die Schmerzintensität, das körperliche Empfinden und den eigenen Trainingserfolg dokumentieren. Nach Abschluss der 17 Wochen werden die Daten analysiert, um Veränderungen im Laufe des Konzepts herauszufinden. Zudem werden wöchentliche Rückmeldungen innerhalb der theoretischen Einheiten von den Teilnehmern entgegengenommen.

6   Diskussion

6.1   Ergebnis Diskussion

Diese Arbeit zielt darauf ab die Wirksamkeit des Rehasportkonzepts für Erwachsene mit einem Bandscheibenvorfall gemäß §64 SGB IX zu untersuchen. In 17 Wochen mit jeweils drei Trainingseinheiten pro Woche nahmen 15 Teilnehmer an dem Rehasport unter Anleitung eines qualifizierten Übungsleiters teil. Anhand der Ergebnisse der Evaluation zeigen sich signifikante Verbesserungen der körperlichen Funktion und einer enormen Reduktion der Schmerzintensität. Nach Abschluss der 17 Wochen berichten die Teilnehmer über eine Steigerung der Lebensqualität. Anhand der Ergebnisse kann man ableiten, dass ein strukturiertes Rehasportkonzept in Kombination mit einer theoretischen Aufklärung eine effektive Behandlungsform für Teilnehmer mit einem Bandscheibenvorfall darstellt. Durch eine strukturiert gewählte Übungsauswahl aus Kräftigungs-, Koordinations-, Mobilisations-, und Entspannungsübungen konnten nachweislich Erfolge erzielt werden. Die 50 Trainingseinheiten führten dazu, dass die Teilnehmer die genannten Ziele für das Rehasportkonzept erfüllen konnten. Durch zwei Testdurchläufe des Owestry Disability Index einmal zu Beginn der 17 Wochen und einmal am Ende, erwies sich das Rehasportkonzept als Erfolg durch eine Verbesserung der körperlichen Funktion und der Schmerzreduktion. Das Rehasportkonzept wirkte sich nicht nur auf die körperliche Verbesserung aus, sondern auch auf die psychosozialen Aspekte. So berichteten die Teilnehmer in den Feedbackgesprächen nach dem Kurs über eine verbesserte soziale Teilhabe und eine gesteigerte emotionale Gesundheit. Die Rückmeldungen der Teilnehmer bestätigen die positiven Auswirkungen des Konzepts für die Erbringung der alltäglichen Aufgaben bezogen auf die körperliche Funktion und die gesteigerte Lebensqualität. In keiner der gefundenen Literaturquellen wird über Komplikationen oder über einen Rückfall eines Bandscheibenvorfalls geschrieben, welches zusätzlich für eine geeignete Maßnahme für Patienten mit einem Bandscheibenvorfall spricht. Trotz der positiven Ergebnisse der Teilnehmer müssen einige Einschränkungen beachtet werden. Die geringe Teilnehmeranzahl von 15 Personen kann nicht auf die Mehrheit der Teilnehmer in ganz Deutschland geschlossen werden. Da es sich bei der Untersuchung innerhalb von Flensburg im Balance Fitness nur um eine kleine Stichprobe handelt, so ist das Ergebnis eingeschränkt in der Generalisierbarkeit. Es ist zudem noch eine weitere und längere Forschung nötig, um die Bedeutung und die langfristige Planung zu vervollständigen.

6.2 Methoden Diskussion

Zur Durchführung eines Rehasportprogrammes nach §64 SGB IX muss nach einer geprüften Zertifizierung nach Vorgaben des BAR agiert werden. Somit wird der Rehasport nach einer vorgegebenen Leitlinie und nach einheitlichen Kriterien durchgeführt. Durch eine ausgebaute Kooperation zu einem naheliegendem Ärztezentrum hat das Balance Fitness in Flensburg über die letzten Jahre stets einen großen Zuwachs an neuen Rehasportlern. Auch hier wird im ersten Schritt durch das Ärztezentrum an die Teilnehmer vermittelt, welchen Stellenwert die Bewegung und eine Postoperative Nachbehandlung für die Genesung der Patienten hat. Das ist ein Vorteil für das Balance Fitness, welches von der Ärzteweiterleitung enorm profitiert. Die wirtschaftliche Schwelle des Break-Even-Punkts wurde durch geringe monatliche Kosten schon nach dem zweiten Monat erreicht und ist somit profitabel für das Unternehmen. Besonders durch den hohen Anteil der 30–50-Jährigen in Flensburg, die durch die genannten Risikofaktoren betroffen sind, besteht für das Balance Fitness ein hohes Kundenpotential. Durch eine zu hohe Nachfrage kann es dazukommen, dass nicht alle Teilnehmer direkt mit dem Rehasport beginnen können, weil möglicherweise die Rehasportgruppen alle belegt sind. Die Folge kann sein, dass sich einige Teilnehmer andere Anbieter suchen und das Balance Fitness somit Teilnehmer verlieren kann.

6.3 Schlussfolgerungen und Ausblick

Die Bachelorarbeit hat anhand des erstellen Rehasportkonzepts für Erwachsene mit einem Bandscheibenvorfall die Erkenntnis gewonnen, dass Patienten ca. 4-6 Wochen nach einer Operation und einer abgeschlossenen Rehabilitation, signifikante Ergebnisse innerhalb des 17- wöchigen Programmes erzielen konnten. Das Programm führte nachweislich zu einer verbesserten körperlichen Funktion und einer Schmerzreduktion. Somit fällt es den Patienten deutlich leichter bei einer Rückkehr in das Arbeitsleben und das soziale Leben. Die Kooperation mit dem Ärztezentrum und einer hohen Nachfrage an dem Rehasport und eines ganzheitlichen Krafttrainings kann das Balance Fitness darüber hinaus neue Mitglieder für das Studio gewinnen und sich dementsprechend ausbauen. Nach Abschluss des Rehasportkonzepts der 17 Wochen ist es wichtig, zusätzlich die körperlichen Fortschritte der einzelnen Teilnehmer zu beobachten. Es ist geplant, dass auch in regelmäßigen Abständen im Jahr eine Möglichkeit geboten wird, dass ehemalige Teilnehmer an einer Vortragsrunde oder einem zusätzlichen freien Kursangebot angelehnt an ein Rehasportprogramm teilnehmen können. Im Allgemeinen bietet das Rehasportkonzept nach §64 SGB IX ein vielversprechendes Angebot für Personen mit einem Bandscheibenvorfall und bietet somit in den meisten Fällen die gewünschte Genesung.

7 Zusammenfassung

Rückenbeschwerden und Bandscheibenvorfälle stellen für das deutsche Gesundheitssystem eines der größten Probleme dar. Viele Menschen leiden unter starken Beschwerden, welches sich auf die Lebensqualität und den Arbeitsalltag negativ auswirkt. Besonders Personen im Alter von 30-50 Jahren leiden unter Rückenbeschwerden. Die jährlichen Kosten für eine Behandlung belaufen sich auf mehrere Milliarden Euro. Durch eine Degeneration der Bandscheibe in Zusammenhang mit einer ruckartigen Bewegung wird in den meisten Fällen der Betroffenen ein Bandscheibenvorfall ausgelöst. Dies führt häufig zu starken ausstrahlenden Schmerzen bis hin zu Taubheitsgefühlen. Das Rehasportkonzept nach §64 SGB IX bietet den Patienten durch eine ärztliche Verordnung, nach Abschluss einer postoperativen Reha von 4-6 Wochen, eine ergänzende Leistung von meist 50 Übungseinheiten, um das Ziel der Schmerzreduktion, Erlangung der körperlichen Fitness und eine verbesserte Beweglichkeit zu erlangen. Durch das Rehasportkonzept soll den Patienten bei der erneuten Eingliederung in den Alltag und das Berufsleben geholfen werden und eine soziale Kompetenz gestärkt werden. Ziel dieser Arbeit war es den Teilnehmern innerhalb von 17 Wochen und insgesamt 50 Trainingseinheiten in einem Gruppentraining zu erstellen. Durch gezielte Fach-literatur wurde das Krankheitsbild des Bandscheibenvorfalls näher erläutert mit den verursachen-den Risikofaktoren, die einen Bandscheibenvorfall auslösen können. Die genannte Evaluation gibt Aufschluss, dass therapeutische Maßnahmen in Kombination mit dem Rehasportkonzept den ge-wünschten positiven Erfolg für die Teilnehmer haben, aufgrund der Vorgaben zur Durchführung des Rehasports mit den zu erfüllenden Kriterien. Das Rehasportkonzept ist laut den Berechnungen des Break-Even-Punkts für das Balance Fitness schon nach zwei Monaten erreicht. Somit ist der Rehasport eine zusätzliche wirtschaftliche Einnahmequelle. Somit bietet es dem Balance Fitness auch die Möglichkeit die Teilnehmer des Rehasports als Mitglieder nach Abschluss der 50 Übungs-einheiten zu gewinnen. Gewinnbringend konnte den Patienten dementsprechend auch die Bedeu-tung für eine langfristige, bewusste Lebensweise in Verbindung mit der gezielten Bewegung ge-schaffen werden.

8   Literaturverzeichnis

Kreiner DS, Hwang SW, Easa JE, et al. An evidence-based clinical guideline for the diagnosis and treatment of lumbar disc herniation with radiculopathy. Spine J. 2014;14(1):180-191.

Weinstein JN, Tosteson TD, Lurie JD, et al. Surgical vs nonoperative treatment for lumbar disk herniation: the Spine Patient Outcomes Research Trial (SPORT) observational cohort. JAMA. 2006;296(20):2451-2459.

White AA, Panjabi MM. Clinical biomechanics of the spine. 2nd ed. Philadelphia: Lippincott; 1990

Bogduk, N. (2005). Clinical anatomy of the lumbar spine and sacrum. 4th ed. Edinburgh: Churchill Livingstone

Adams, M. A., & Roughley, P. J. (2006). What is intervertebral disc degeneration, and what causes it? Spine, 31(18), 2151–2161

Schleip, R. & Bayer, J. (2016). *Faszien-Fitness. Vital, elastisch, dynamisch in Alltag und Sport* (7. Aufl.). München: riva.

Schleip, R., Findley, T. W., Chaitow, L. & Huijing, P.A. (2014). *Lehrbuch Faszien. Grundlagen, Forschung, Behandlung.* London: Elsevier Health Sciences Germany.

Van Roy, P. (2001). *Der anatomische Hintergrund von Rückenschmerz.* Der Schmerz. Brüssel: Universitätsklinikum Brüssel, *418-424.*

Melnik, S. (2016). *Natürlich schmerzfreier Rücken. Die ganzheitliche Therapie mit nachhaltiger Wirkung* (1. Aufl.). Hannover: Schlütersche Verlagsgesellschaft.

Flothow, A. & Bertelsmeier, F. (2011). *KddR-Manual neue Rückenschule. Professionelle Kurs-konzeption in Theorie und Praxis.* (1. Aufl.). München: Elsevier Urban & Fischer.

Prof. Dr. Froböse, I. & Dr. Wallmann-Sperlich, B. (2015). *Der DKV-Report „Wie gesund lebt Deutschland?".* Köln: DKV Deutsche Krankenversicherung.

Hildebrand, J. (2004). *Gibt es einen unspezifischen Rückenschmerz?* Zeitschrift für Orthopädie: Thieme, *139-142.*

Dalmann, I. & Soder, M. (2006). *Neues über Rückenschmerzen - Teil 1.* Viveka Hefte für Yoga (37).

Dalmann, I. & Soder, M. (2006). *Neues über Rückenschmerzen - Teil 2.* Viveka Hefte für Yoga (38).

Altaf, F., Heran, M. K. S. & Wilson, L. F. (2014). *Back pain in children and adolescents. The bone & joint journal,* 6, 717-723.

Fahland, Kohlmann & Schmidt, (2016) Rückenschmerzen und Nackenschmerzen, Springer Verlag Berlin Heidelberg

Diemer, F. & Sutor, V. (2018). Praxis der medizinischen Trainingstherapie Stuttgart: Thieme

Mayer, H.M, Heider, F.C. (2016). Der lumbale Bandscheibenvorfall. Orthopädie und Unfallchirurgie

Statistisches Bundesamt, (2015), Die häufigsten Operationen mit vollstationären Patienten in Krankenhäusern

Urban, JPG, Roberts, (1995), Development and degeneration of the intervertebral discs

Luoma, K., Riihimäki, H., Luukkonen, R., Raininko, R., Viikari-Juntura, E., & Lamminen, A. (2000). Low back pain in relation to lumbar disc degeneration. Spine, 25(4), 487-492

Shiri, R., Karppinen, J., Leino-Arjas, P., Solovieva, S., & Viikari-Juntura, E. (2010). The association between obesity and low back pain: a meta-analysis. The American journal of epidemiology, 171(2), 135-154

Krämer J, (2006), Epidemiologie. Bandscheibenbedingte Erkrankungen. Ursache, Diagnostik, Behandlung, Vorbeugung, Begutachtung. 5. Auflage Thieme, Stuttgart

Hsu P., et al., (2019), Low back pain and sciatica: Overview of epidemiology and pathology., Physical Medicine and Rehabilitation clinics of North America, Volume 30, Issue 1, S. 1-18.

Fardon, David F., et al. "Nomenclature and classification of lumbar disc pathology: recommendations of the Combined task Forces of the North American Spine Society, American Society of Spine Radiology, and American Society of Neuroradiology." Spine 28.16 (2003): E366-E375

Eckhardt, A. (2011), Epidemiologie, Praxis LWS-Erkrankungen. Diagnose und Therapie (S. 2-7), Berlin: Springer

Deyo RA, Weinstein JN. Low back pain. N Engl J Med. 2001;344(5):363-370.

Heisel, J. (2011), Kompressionssyndrome der Lendenwirbelsäule. Orthopädie und Rheuma (1), S. 41-45

Heisel J. (2011), Rehabilitation. In A. Eckhardt, (Hrsg.), Praxis LWS-Erkrankungen. Diagnose und Therapie (358-362). Berlin: Springer

White AA, (1990) Panjabi MM. Clinical biomechanics of the spine. 2nd ed. Philadelphia: Lippincott.

Bogduk N., (2005). Clinical anatomy of the lumbar spine and sacrum. 4th ed. Edinburgh: Churchill Livingstone.

Physiotherapie in der Orthopädie, Thieme Verlag, S. 418-419, 2005

Adams, M. A., & Roughley, P. J. (2006). What is intervertebral disc degeneration, and what causes it? Spine, 31(18), 2151–2161.

Scheufler, K.M. (2011), Mikrochirurgische Standardverfahren. In A.Eckhardt, (Hrsg.), Praxis LWS-Erkrankungen. Diagnose und Therapie (S. 255-264). Berlin: Springer

Samanta A, Beardsley J, Linton SJ., (2017), Der Einfluss von Arbeitsbedingungen auf das Risiko von Rückenschmerzen bei Personen mit schwerer körperlicher Arbeit: eine systematische Überprüfung. European Journal of Pain, 21(6):965-977

Mustafa Filiz, Aysegul Camak, Emel Özcan, (2018), Die Wirksamkeit von Trainingsprogrammen nach einer lumbale Bandscheibenoperation

Jeffrey, Hebert, Julie M. Fritz, Anne Thackeray, (2013), Frühe multimodale Rehabilitation nach lumbaler Bandscheibenoperation

RBSV S.H. Rehalehrgang, Stand 2021

Brüggemann, S., Mau, W., Haas, C. T., Klingshirn, A., Predel, H. G., & von Guten, A. (2019). Evaluation der ambulanten Rehabilitationssportleistungen. Bundesgesundheitsblatt - Gesundheitsforschung - Gesundheitsschutz, 62(3), 343–351.

Sport Tiedje, (2024), Pezzi-Gymnastikball

Sport Tiedje, (2024), Redondoball

Rathaus Flensburg, (2022), Statistik. Einwohnerzahl, Bevölkerung

Statistik Nord, (2022), Bevölkerung Flensburg

Klaus-Peter Valentin, Elke von Schaewen, Klaus Püttmann, Leitfaden Manuelle Therapie, Thieme Verlag, 2016

Andreas Halder und Michael Jagodzinski, (2020) Orthopädie und Unfallchirurgie, Thieme Verlag

9 Tabellen- und Abkürzungsverzeichnis

9.1 Tabellenverzeichnis

9.2 Abkürzungsverzeichnis

BAR	Bundesarbeitsgemeinschaft für Rehabilitation
DOSB	Der Deutsche Olympische Sportbund
RBSV	Rehabilitations- und Behinderten-Sportverband Schleswig-Holstein e. V.
RSD	Rehasport Deutschland e. V.